CON GRIN SU CONOCIMIENTOS VALEN MAS

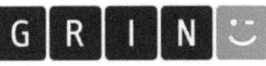

Brenda Dhely Aguirre López

Especialidades de la Fisioterapia

GRIN Publishing

Bibliographic information published by the German National Library:

The German National Library lists this publication in the National Bibliography; detailed bibliographic data are available on the Internet at http://dnb.dnb.de .

Imprint:

Copyright © 2014 GRIN Verlag GmbH
Print and binding: Books on Demand GmbH, Norderstedt Germany
ISBN: 978-3-656-84582-9

This book at GRIN:

http://www.grin.com/es/e-book/284280/especialidades-de-la-fisioterapia

GRIN - Your knowledge has value

Since its foundation in 1998, GRIN has specialized in publishing academic texts by students, college teachers and other academics as e-book and printed book. The website www.grin.com is an ideal platform for presenting term papers, final papers, scientific essays, dissertations and specialist books.

Visit us on the internet:

http://www.grin.com/

http://www.facebook.com/grincom

http://www.twitter.com/grin_com

BENEMÉRITA UNIVERSIDAD AUTÓNOMA DE PUEBLA

FACULTAD DE MEDICINA

LICENCIATURA EN FISIOTERAPIA

DHTIC

Desarrollo de Habilidades en el uso de la Tecnología, la Información y la Comunicación

TAREA 9

AFTER THE DRAFT (ENSAYO FINAL)

: ESPECIALIDADES DE LA FISIOTERAPIA:

AGUIRRE LOPEZ BRENDA DHELY

30 de octubre de 2014.

ÍNDICE

INTRODUCCIÓN

Este trabajo se hizo con la finalidad de mostrar y compartir amplios aspectos sobre la fisioterapia, principalmente un recorrido histórico, los principales métodos terapéuticos, además de incluir las especialidades más frecuentes que puede abordar, por las cuales tengo mayor inclinación al creer que son las especialidades fundamentales de la fisioterapia.

Recordando y subrayando que esta carrera es una de las más humanistas, novedosas y satisfactorias que puedan existir, testimonio de los mismos especialistas.

"Realmente, la fisioterapia se define exclusivamente por el tipo de agentes terapéuticos empleados, que son siempre de orden físico, y no por el territorio orgánico sobre el que actúa, que comprende la totalidad del organismo humano y las disfunciones que en él se pueden producir."[1]

La fisioterapia pues, se puede definir como la disciplina que, promueve, recupera y rehabilita las funciones motoras del paciente.

A lo largo de la historia, podemos darnos cuenta que entre todas las carreras, fuera y dentro de las ciencias de la salud, la fisioterapia destaca por ser una disciplina, donde existe una fuerte relación fisioterapeuta-paciente, ya que muchas veces el fisioterapeuta debe ponerse en los zapatos del paciente, saber y sentir que cualquier tipo de terapia puede ser muy dolorosa y difícil para éste último, por lo tanto debe ser muy paciente, muy tolerante y sobre todo, empático; por otro lado, el fisioterapeuta no solamente se resume a dar masajes, como muchas personas aun en la actualidad así lo ven, los roles que el fisioterapeuta puede abarcar son: docencia, asistencia, gestión, administración e investigación, de este modo observamos que el fisioterapeuta es un profesional ampliamente capacitado para trabajar en cualquier ámbito que se le pida o él mismo lo desee.

Los fisioterapeutas crean un tratamiento único y diferente para cada uno de sus pacientes y existe una serie de citas y visitas mucho después, incluso, de haber terminado dicho tratamiento; ahora, por otra parte, hace muchos años, todas las personas que sufrían accidentes o lesiones musculares, simplemente quedaban inmovilizados toda su vida o en otro caso, eran sometidos quirúrgicamente, no

---

[1] RODRIGO J. (01 de junio 2002) Especialidades y desarrollo profesional en fisioterapia. Recuperado el 10 de septiembre de 2014 de http://www.efisioterapia.net/articulos/especialidades-y-desarrollo-profesional-fisioterapia

siempre con buenos resultados; entonces, aquí la importancia de la fisioterapia en la actualidad; ellos buscan devolver la calidad de vida a las personas, a los pacientes, darles un poco de esperanza y si está dentro de lo posible, regresarles la movilidad, cosa que hace muchos años, no era posible; también se preocupan por todas las personas con síndromes, a quienes muchas veces, se les dificulta hacerse valer por sí mismos, aquí la tarea del fisioterapeuta es mejorar sus funciones motoras para que puedan sentirse más autónomos y seguros de sí mismos, de igual forma podemos encontrar deportistas, embarazadas, niños, personas de la tercera edad entre las filas de los pacientes que atienden los fisioterapeutas.

RESUMEN

En el presente ensayo presentaré algunos de los más importantes aspectos de la fisioterapia, que se iniciará con un recorrido histórico donde plasmaré datos esenciales que marcan el inicio de esta bella profesión, después de su consolidación mostraré los métodos y técnicas básicas más usadas como terapia para recuperar o tratar la función musculoesquelética del cuerpo, dejando en visto que muchas de estas tienen sus inicios, al igual que la profesión, en una etapa realmente antigua que con el paso del tiempo han ido mejorando, y otras más, que solo gracias a los avances tecnológicos se han ido agregando al campo de la fisioterapia, finalmente compartiré datos sobre las más usuales especialidades dentro de la fisioterapia, sus aplicaciones e importancia dentro de la medicina.

1. Recorrido histórico de la Fisioterapia

La fisioterapia ha existido desde tiempo prehistóricos, no como una profesión o disciplina como tal, ni nació con el nombre de "Fisioterapia" en sus inicios, pero sus orígenes remontan desde tiempos inmemorables, donde al paso del tiempo se ha ido desarrollando y su vez mejorando, para formar la profesión que hoy es. Pero para que esto sucediera tuvieron que darse a lugar circunstancias para favorecer el inicio de una carrera, y la principal es que, la humanidad necesitaba personas con gran habilidad, con gran corazón y alto conocimiento para poder realizar una tarea tan rígida y tan delicada, tan demandante y tan satisfactoria, tan cansada y tan cálida, todo a la vez.

1.1 Fisioterapia en América

"En las civilizaciones precolombinas existieron tantas medicinas como grupos culturales, aunque en todas ellas aparecen aplicaciones características de las medicinas primitivas, como la idea de que las enfermedades son la consecuencia de un castigo divino, por lo que la terapéutica una procedimientos físicos y mágicos."[2]

Si bien para nuestros ancestros las enfermedades eran enviadas por divinidades o dioses, se preocuparon por buscar maneras o formas de recuperar la salud, siendo así, que de una manera muy empírica y usando lo que la naturaleza les proporcionada iniciaron una etapa donde la necesidad de recuperar la salud se volvió esencial.

1.2 Fisioterapia en Europa

Como bien mencionamos al inicio de este trabajo, la fisioterapia no inicio ni de un siglo a otro, ni con el nombre ya impregnado, se reconoce que la profesión nace, como una rama de la medicina, y después se forja como una ciencia autónoma, sin embargo, iniciaremos como dato relevante los inicios de la medicina, para desde aquí llevar un orden cronológico hasta la formación de la fisioterapia como disciplina.

"La medicina científica moderna tuvo su origen en la Grecia clásica de los siglos VI a V a.C".[3] *"Roma compartía el territorio europeo con Grecia, pero se decía*

---

[2] GALLEGO, T., (2007). *Bases teóricas y fundamentos de la fisioterapia.* España: Editorial Médica Panamericana p. 5
[3] GALLEGO, Op. cit., p. 6

que *La medicina practicada por los romanos se consideraba de nivel primitivo*"[4] siendo de este modo, que la medicina griega acabo por imponerse, ya que en Grecia se empezó a usar más racionalmente la medicina y los efectos de ciertos agentes físicos aplicados en el paciente.

En este espacio geográfico podemos agregar que *"La hidrología adquirió una posición relevante en la medicina griega, como muestra obra de Hipócrates **De los Aires, Aguas y Lugares**, donde se afirma que una de las primeras cosas que debe hacer un médico es considerar la clase y virtudes de las aguas de un lugar*"[5] de este modo, tenemos aquí el origen de uno de los métodos terapéuticos que sigue vigente hasta nuestro días, la hidroterapia, de la cual hablaremos en el siguiente apartado.

De este lugar y etapa cronológica debemos resaltar los nombres de los siguientes médicos, estudiosos y filósofos reconocidos por sus aportes a la ciencia y especialmente, a la medicina: Galeno, conocido por ejercer como médico de los gladiadores; Cornelio Celso, autor de la obra *De Re Medicina*, tratado compuesto por ocho libros, cuya información médica contenida sigue existente hasta nuestros días, Hipócrates como autor de tratados donde se refleja los agentes físicos, como instrumentos terapéuticos; finalmente, pero no menos importante Andreas Vesalio, considerado como el fundador de la anatomía moderna; estos personajes nos brindaron bases sólidas para el inicio de la más hermosa de las ciencias, que es la medicina.

1.3 Fisioterapia en Asia

En los inicios de la vida humana, se considera la salud y enfermedad, como resultado de las obras buenas y malas de la persona, de su alma, como castigos divinos, etc., un caso particular es el de la antigua china, donde *"El emperador Amarillo Huang – Ti [...] considera la salud y la enfermedad como un equilibrio entre el ying y el yang*"[6] y observamos nuevamente que en el mundo antiguo aún se rigen por condiciones mágicas y divinas, al final de esta etapa se muestra la salud y la enfermedad como algo más racional.

"Tzu Kuo shih, descubre una terapéutica compuesta por drogas minerales y vegetales en píldoras, cocción o infusión, aplicación de los agentes físicos, masaje y

---

[4] GALLEGO, Op. cit., p. 8
[5] GALLEGO, Op. cit., p. 7
[6] GALLEGO, Op. cit. p. 5

acupuntura"[7] la antigua China fue un importante fundador de terapias físicas, ya que descubre un uso racional a la naturaleza e incluye el masaje como nuevo método, aquí apreciamos el origen de otro de los métodos terapéuticos usados hasta la actualidad que es la masoterapia.

1.4 Consolidación de la Fisioterapia

Tuvieron que trascurrir cerca de 20 siglos para que la fisioterapia tuviera lugar como una profesión real y autónoma, gracias a tantos sucesos, historia y esencialmente por la necesidad de los pacientes con discapacidades por ser atendidos y tratados, ya que estos no eran muy atractivos a la vista de los médicos, por otra parte surge después de la segunda guerra mundial y por el brote de la polio, siendo así fue la fisioterapia, la profesión encargada de tratar a todos los afectados por estos sucesos.

"Gilbert y Carnot, en la biblioteca terapéutica, definieron por primera vez (en siglo XX) el término de FISIOTERAPIA, como LA RAMA DE LA TERAPÉUTICA QUE ESTUDIA Y APLICA LOS AGENTES FISICOS CON FINES EXCLUSIVMENTE TERAPÉUTICOS"[8]

De este modo le corresponde al siglo XX la dicha de ver nacer esta profesión y a finales del mismo, ya no es llamada como rama de la medicina o de la terapéutica, pasa a convertirse a una disciplina como tal a finales del mismo siglo. Podemos observar que esta es una carrera nueva, que día a día se va mejorando y sofisticando, por esta razón, aun en la actualidad tiene ciertos inconvenientes y críticas de parte de los mismos compañeros del área de la medicina, y a pesar de ser una profesión que se basa únicamente en servir a la sociedad, sigue luchando por la completa aceptación y trato digno de toda la población.

---

[7] GALLEGO, Op. cit. p. 5
[8] GALLEGO, Op. cit. p. 27

2. Métodos terapéuticos

Llamamos métodos terapéuticos a los procesos o tratamientos que ayudan a recuperar o mejorar las funciones motoras al paciente y clientes en general.

2.1 Terapia manual

Este método figura en los textos antiguos de Hipócrates, desde esa época se tomó como un medio para curar, pero fue hasta el siglo XX donde los cirujanos británicos fueron los primeros en aplicar manipulaciones en las articulaciones para restaurar la movilidad del paciente. *"Cabe destacar a John Menell, que promovió la participación de los fisioterapeutas, adecuadamente entrenados, en la aplicaciones de las manipulaciones articulares"*[9] Gracias a este personaje crece la inquietud por formar una profesión totalmente autónoma que pueda ejercer una tarea propia en particular y no seguir las ordenes o ser solo un trabajador más de los médicos.

Otro de los personajes importantes que se reconocen en este método es James Cyriax, es conocido como el padre de la medicina ortopédica, creador de la técnica de fricción transversal profunda, que se basa en tres principios:

- Todo dolor proviene de una lesión.
- Todo tratamiento debe llegar a la lesión.
- Todo tratamiento deje ejercer un efecto beneficioso sobre la lesión.

De este modo nos deja fundamentos sólidos para ejercer y mejorar este método con el fin de curar y tratar todo tipo de lesiones musculoesqueléticas.

2.2 Hidroterapia

Se tiene constancia del uso del agua como agente físico desde el mundo antiguo, donde los hombres primitivos descubren los beneficios del agua, tiene su gran auge en la Grecia Clásica y Roma, donde se crean las termas, los baños de relajación, también se usó como purificador en los faraones, incluso se tiene conocimiento de que las mujeres griegas después del parto se daban baños de agua fría para evitar hemorragias.

"En el siglo XIX, la utilización del agua como medio terapéutico se asienta definitivamente y, por primera vez, se desarrolla el concepto de HIDROTERAPIA

---

[9] GALLEGO, Op. cit. p. 36

*como tal, es decir, **el empleo tópico o externo del agua como acción mecánica o térmica***.[10]

"El poder terapéutico del agua no se limita a las propiedades de la misma por sí sola sino a que une a los efectos de la temperatura con los posibles efectos mecánicos de sus distintas aplicaciones".[11] El efecto térmico del agua tiene una gran importancia, si sumergimos nuestro cuerpo en el agua se ejerce una presión hidrostática, que es mayor que la ejerce el aire, de este modo, tiene su labor terapéutica. También sirve para mejor la fuerza muscular y la movilidad, ya que el cuerpo dentro del agua es menos pesado y se mueve fácilmente, en cambio si hacemos movimientos fuertes dentro, la resistencia del agua nos hace esforzarnos más.

Cabe mencionar que este método terapéutico nos ayuda en todos los órganos y sistemas de nuestro organismo, por lo cual es uno de los métodos más antiguos que sigue vigente hasta nuestros días.

2.3 Electroterapia

"El empleo de la corriente eléctrica como agente terapéutico, cuya aplicación comenzó en el siglo XVII y se desarrolló en el XIX, llega a su máxima expansión en el XX, apoyado por el avance de la tecnología, la biotecnología y la electrofisiología".[12]

"Luigi Galvania y Alessandro Volta descubren la excitación de la contracción muscular mediante la electricidad".[13]

"La onda corta por su alta frecuencia, tiene la característica de atravesar toda clase de cuerpos, tanto conductores como no conductores"[14] debido a esto, este método es capaz de atravesar desde la piel, hasta los huesos por lo cual debe ser realmente cuidadoso el aplicador y tener precaución con las partes del cuerpo donde aplicará las ondas; en el organismo humano entonces: baja la inflamación, quita el dolor, aumenta la circulación bajo dosis moderadas, las dosis elevadas lo disminuyen, aumenta el aporte de nutrientes y oxígeno, además acelera la eliminación de catabólicos.

---

[10] GALLEGO, Op. cit. p. 25
[11] GARCÍA, E, y Calvo, J. (2003) *Fisioterapia deportiva: técnicas físicas*. España: Gymnos p. 149
[12] GALLEGO, Op. cit. p. 41
[13] GALLEGO, Op. cit. p. 19
[14] GARCIA, Op. cit., p. 29

2.4 Otros métodos

Existen otros métodos poco usados actualmente, pero que tuvieron un papel fundamental a inicios de la profesión, otros, siguen vigentes pero con bastantes mejorías para poder cubrir la demanda actual de tratamiento y curación.

2.4.1 Termoterapia

La termoterapia es la aplicación de calor en sus diferentes grados sobre el cuerpo con fines terapéuticos, mediante agentes térmicos. Es un tipo de terapia con grandes beneficios y una gran ventaja, es su bajo costo.

Puede clasificarse como superficial cuando la penetración es baja, como con el uso de infrarrojos o en acciones terapéuticas por mecanismos reflejos, o profunda cuando se dan efectos biológicos gracias al calentamiento directo de tejidos profundos, como sucede en el uso de algunas corrientes eléctricas.

Para lograr el paso del calor de un cuerpo a otro, se requiere de alguno de estos mecanismos:

- Conducción

- Convección

- Radiación

Los tipos de medios conductivos que encontramos pueden clasificarse en sólidos y semisólidos o líquidos. Entre los sólidos encontramos: las bolsas químicas, las almohadillas eléctricas; en los semisólidos o líquidos se encuentran: las compresas, la parafina, entre otros.

La termoterapia brinda un mejoramiento en las defensas, tiene una acción bactericida, antiinflamatoria, analgésica y antiespasmódica; además de que favorece los procesos de reparación tisular.

2.4.2 Crioterapia

Usualmente, siempre que nos golpeamos o nos pica un insecto, recurrimos al uso del hielo para bajar la hinchazón de la parte afectada, y por consiguiente, sentimos que se va el dolor, esto gracias al efecto de "anestésico" que tiene el hielo, que en sí, no es más que un entumecimiento. *"Al aplicar un objeto o elemento a baja temperatura sobre el cuerpo, lo que vamos a obtener en primer lugar es una respuesta de vasoconstricción refleja de los vasos sanguíneos superficiales de la zona en la que se ha realizado la aplicación"*.[15]

"La principal indicación de la crioterapia es la disminución del dolor, debido a su efecto anestésico o de entumecimiento de la zona. Este efecto se cree que se produce porque, a una temperatura local cercana a los 7°C, bloquea la transmisión del dolor por las terminaciones libres, mientras que una temperatura cercana a los 12°C va a producir una analgesia superficial".[16]

Este es el método más aplicado dentro de la fisioterapia deportiva, debido a que inmediatamente al momento de alguna lesión o traumatismo en los deportistas, como primer paso y más práctico, se coloca hielo en la zona de lesión o dolor, para después continuar con un tratamiento terapéutico.

2.4.3 Helioterapia

"Fue recomendada por Hipócrates en forma de baños de sol".[17]

Actualmente no se tiene gran relevancia en la helioterapia, podemos destacar que su gran momento fue en el mundo antiguo donde Hipócrates mencionaba que el sol saca del cuerpo del hombre todos los humores negativos, mientras que los niños son más vigorosos cuando se crían a pleno aire y a pleno sol, así mismo Plinio el Viejo, dice que el sol es el mejor de los remedios.

De este modo comprobamos nuevamente que la fisioterapia, tiene una profunda y estrecha relación con la naturaleza y que se apoya de ella para formar su profesión usando todo lo que le brinda.

Por otra parte este método terapéutico se ha visto perecer debido a los avances de los rayos infrarrojos, ultravioletas y el uso de láser, que ahora se utilizan en campos más actualizados en la fisioterapia, pero que de un modo u otro, tuvo sus orígenes dentro de la helioterapia.

---

[15] GARCÍA, Op. cit., p. 49
[16] GARCÍA, Op. cit., p. 50
[17] GALLEGO, Op. cit. p. 7

11

2.4.4 Fototerapia

Este método, comparte relación con la termoterapia y la helioterapia, al usar en ella los rayos infrarrojos y ultravioleta, que de alguna forma son instrumentos artificiales que nacen por el interés en los efectos de la luz solar.

"Antonio Poncet y Hulschinsky, trabajan sobre los efectos de los rayos ultravioleta. En este campo se empieza a trabajar con la amplificación de la luz mediante emisión estimulada de radiación".[18]

"La radiación ultravioleta afecta de forma muy distinta a las distintas zonas corporales. Lo más frecuente, es una mejora del estado general con aumento del tono organismo, disminuye la fatiga y es euforizante general".[19]

Otro agente que se usa en este campo, es el láser, construido por Theodore Maiman, los efectos que este pueden producir en el organismo son: térmicos, donde se logra conseguir un aumento de la circulación; un efecto mecánico, donde el haz del láser produce un aumento del metabolismo, eliminando la inflamación y acelerando la cicatrización; además tiene un efecto químico, que produce una seria de modificaciones o cambios bioquímicos, entre estos, aumenta la capacidad fagocitaria de los leucocitos, estimula la reproducción de las células epiteliales, tiene una acción antibacteriana, aumenta la acción mitótica del ADN y estimula la producción de ATP, es decir, de energía.

Podemos mencionar que actualmente existe una terapia especifica del uso del láser, llamada laserterapia, precisamente por las numerosas ventajas y beneficios que éste trae al organismo.

2.4.5 Ultrasonidos

"La aplicación de los ultrasonidos en Medicina, tuvo sus inicios hacia 1930 pero fue en 1995 cuando alcanza sus logros más significativos, al ser empleados en ginecología y obstetricia".[20]

"Después de los trabajos de Wood y Lois sobre los efectos biológicos y la utilización terapéutica de los ultrasonidos, en 1939, con Pohlman, comienzan a

---

[18] GALLEGO, Op. cit. p. 42
[19] GARCÍA, Op. cit., p. 26
[20] GARCÍA, Op. cit., p. 65

generalizarse los tratamientos mediante ultrasonidos con fines esencialmente antiinflamantorios y analgésicos". [21]

Es uno de los mejores métodos, ya que reúne efectos térmicos, analgésicos y antiinflamatorios, que es lo esencial para el fisioterapeuta, se entiende como una terapia muy sencilla de aplicar, pero se necesitan buenos conocimientos a la hora de aplicarlo sobre el cuerpo del paciente, por su gran intensidad, también se conoce que es una de las técnicas preferidas en la fisioterapia deportiva por su gran eficacia.

Entre sus efectos encontramos la relajación del espasmo muscular y de la contractura refleja, aumenta el metabolismo celular, la vasodilatación, aumento en la circulación, y produce cambios en la velocidad de la conducción nerviosa, bajo dosis bajas, disminuyen la velocidad; con dosis altas, aumenten la velocidad, mientas que con dosis muy altas, producen bloqueos reversibles del nervio; por este motivo el aplicador de esta técnica debe tener una gran preparación y conocimiento respecto al agente y sus efectos en el organismo.

2.4.6 Magnoterapia

"La aplicación de los imanes en búsqueda de un beneficio de nuestro cuerpo, no es una terapia tan nueva como podamos creer, el poder de los imanes se viene utilizando desde la antigüedad. Existen pruebas de que los griegos ya conocían el poder de los imanes en el siglo VIII d.C. [...] el pueblo chino en el siglo II d.C. ya describe el poder curativo de los imanes ante el reumatismo y la inflamación articular". [22]

El aparato emisor de magnoterapia consiste en un hilo conductor rodeado en espiral, en forma de hélice, que se conoce como solenoide, existen dos tipos de solenoides:

- General: tiene unos 60 cm de diámetro y suele ir instalado sobre una camilla con armazón de madera. El paciente se acuesta sobre la camilla, su función principalmente es la relajación.
- Local: su diámetro ronda los 20 cm y se utiliza para generar campos magnéticos sobre las extremidades, suele usarse especialmente para el tratamiento y consolidación de fracturas óseas en extremidades.

---

[21] GALLEGO, Op. cit. p. 42
[22] GARCÍA, Op. cit., p. 128

Este método tiene un amplio campo de beneficios en el organismo, en los traumatismos, acelera el metabolismo del calcio, para luchar contra la osteoporosis y estimular la recuperación de las fracturas, acelera también, las cicatrices quirúrgicas y por quemaduras ya que produce una perfecta regeneración, la acción que hace sobre la piel facilita incluso, la desaparición del acné y evita su reaparición.

2.4.7 Técnicas de relajación

"*Jacobson propuso que la liberación de la tensión en la musculatura esquelética tenía el efecto de calmar la mente, el sistema neuromuscular fue considerado como un mediador en el alivio del estrés y de la ansiedad*".[23]

Esta es una técnica que los fisioterapeutas han agregado a su práctica diaria, con el fin de liberar las tensiones, estimulando el estiramiento de las fibras musculares, acción contraria a lo que provoca la tensión, que es la contracción muscular, ayudando así a relajar el cuerpo antes y después de realizar cualquier tipo de ejercicio o método terapéutico.

---

[23] GALLEGO, Op. cit., p. 42

3. Especialidades de la Fisioterapia

Debido a la gran demanda que esta carrera ha tenido a lo largo de esta década, ha recurrido a la necesidad de formar más y mejores fisioterapeutas, de igual modo se han agregado especialidades para que pueda existir un profesional capacitado ampliamente para tratar lesiones o problemas específicos de un grupo de personas-pacientes con características comunes.

3.1 Como base fundamental: el movimiento

Los fisioterapeutas son expertos en el movimiento, y este es su objeto de estudio, de práctica y de recuperación. La tarea y misión esencial en la vida del fisioterapeuta es promover y recuperar la movilidad a todo paciente que llegue a su consultorio, siempre y cuando, esto pueda ser posible.

La persona posee una serie de atributos también denominados capacidades motoras, que son características necesarias que las personas poseen para poder realizar las acciones cotidianas y lograr una interacción optima con el entorno social. La persona también posee una serie de cualidades denominadas motoras, que son características que le permiten lograr el correcto desarrollo de sus funciones motoras y de este modo tenga un alto rendimiento en su capacidad física de funcionar. De este modo se logra una buena calidad de vida en la persona.

3.2 Fisioterapia en ortopedia

"La ortopedia es un área muy amplia y compleja del tratamiento del paciente engloba trastornos por traumatismo y enfermedad que se presentan en diferentes grupos de pacientes".[24]

Se podría mencionar que la ortopedia es uno de los campos fundamentales de la fisioterapia, es más sencilla y fácil de entender, por ello forma parte de los primeros cursos en la carrera. A lo largo de la práctica del fisioterapeuta es la especialidad en la que más pacientes tendrán, ya que los accidentes o lesiones musculares son las más recurrentes.

Dentro de esta especialidad se puede usar cualquier tipo de terapia física, dependiendo el paciente, sus necesidades y lo que se quiere lograr; ya que el tratamiento para cada persona es único y diferente; de este modo, la labor del

---

[24] ATKINSON, K., y Coutts, F., y Hassenkamp, A. (2007) *Fisioterapia en ortopedia: un enfoque basado en la resolución de problemas.* 2da edición. España: Elsevier p. ix

fisioterapeuta es elegir el método que más le convenga para recuperar la movilidad del paciente.

Los problemas más usuales de la ortopedia son las fracturas, lesiones de partes blandas, reumatología, enfermedades óseas, problemas ortopédicos congénitos y pediátricos, y **artroplastias**.

3.3 Fisioterapia deportiva

La Fisioterapia Deportiva, es una especialización de la Fisioterapia y va dirigida a todo aquel que practica deporte de forma regular en cualquiera de sus vertientes deporte de base, deporte amateur, deporte de élite y deporte-salud.

La función básica del Fisioterapeuta en el Deporte es la aplicación de tratamiento mediante medios físicos: eléctricos, térmicos, mecánicos, hídricos, manuales y ejercicios terapéuticos con técnicas especiales.

Se puede definir a la Fisioterapia deportiva, como el conjunto de métodos, técnicas y actuaciones, que mediante el uso y la aplicación de agentes físicos previenen, recuperan y readaptan a personas con disfunciones del aparato locomotor, producidas por la práctica del deporte o ejercicio físico en sus diferentes niveles.

Bien mencioné a lo largo del capítulo dos, varios métodos terapéuticos que eran los favoritos o más utilizados en la especialidad de la fisioterapia deportiva, como son la crioterapia, la magnoterapia, se puede incluir los rayos infrarrojos y radiación ultravioleta.

Las afectaciones más usuales que tratan los fisioterapeutas deportivos son: **tendinitis o tendinosis**, lesiones musculares, **osteopatía** de pubis, lesiones del manguito rotador del hombro y lesiones cápsula-ligamentosas. También realizan masajes deportivos, técnicas aplicadas para mejorar el rendimiento deportivo y valoración muscular-articular y postural del deportista.

3.4 Fisioterapia en obstetricia y uroginecología

La fisioterapia e obstetricia y uroginecología fue de las especialidades de la fisioterapia que más trabajo le costó tomar interés y respeto hacia la población por los tantos tabúes y cultura tan machista que existía hace algunos años, además de que incluso los fisioterapeutas que ejercían esta labor entre los años 70 y 80, eran mal vistos por sus mismos compañeros y mal aceptados por otros, sin embargo, a inicios del siglo XXI puede hablarse sin preocupación de esta especialidad, y cada vez son más conocidos y reconocidos los beneficios de esta práctica, es por eso que ocupa un lugar importante entre las especialidades más usuales y frecuentes de la fisioterapia.

"La fisioterapia obstétrica, a través de la reeducación abdominopélvica, trata de favorecer la reversión de las modificaciones que afectan a los músculos de la zona pélvica y predisponen a la aparición de problemas funcionales, como la incontinencia urinaria, los **prolapsos** o las disfunciones anorrectales".[25]

El embarazo y el parto son factores que aumentan las posibilidades a las mujeres de sufrir de estos problemas, que casi en un 80% todos estos pueden ser solucionados con un tratamiento fisioterapéutico, de esta forma entendemos la importancia que tiene esta especialidad dentro de la vida de las mujeres principalmente.

Años atrás, cuando aún existía una grave opresión hacia el sexo femenino, existieron muchas mujeres que solo sufrieron en silencio, ahora, esto ha cambiado, se conocen las ventajas de esta técnica y los efectos que producen en el cuerpo, que esencialmente es producir una mejor calidad de vida tanto en mujeres, como hombres.

La tarea más practicada dentro de esta especialidad son los ejercicios de suelo pélvico aplicadas en las mujeres embarazadas y recién aliviadas, principalmente para recuperar la musculatura normal del cuerpo que pudo haberse modificado por el laborioso trabajo de parto.

3.5 Aplicaciones de la fisioterapia en otros campos

La fisioterapia se ha armado de todo cuanto la naturaleza le ha brindado, y todo eso, lo ha convertido en agentes físicos, que después los usa dentro de métodos terapéuticos; ahora bien, ya hemos hablado sobre las principales y más afamadas especialidades de la fisioterapia, sin embargo, existen algunas aplicaciones de la fisioterapia en campos insospechados, como son los que les mostraré a continuación.

---

[25] WALKER, C. (2013). *Fisioterapia en obstetricia y uroginecología*. España: Elsevier p. 153

> *"La oftalmología y la optometría.*

El método de Fisioterapia Oftalmológica, desde principios de este siglo, existe un método de trabajo en el tratamiento de las alteraciones visuales que fue desarrollado por el oftalmólogo neoyorkino Dr. William Bates a partir de los conocimientos empíricos de los indios de las praderas americanas, que usaban estas técnicas para mejorar su agudeza visual. El mérito del Dr. Bates consistió en dotar de base científica a estas técnicas y sistematizar su uso. Así, demostró que el ojo tiene un componente anatómico y funcional muscular muy importante; también demostró que el fenómeno de acomodación o enfoque no era sólo responsabilidad de la musculatura ciliar (que bordea el cristalino, variando su radio de curvatura o potencia óptica según se contraiga o se relaje), sino que la musculatura periocular también era responsable de la acomodación, además de realizar los movimientos del ojo. De igual forma demostró la influencia indirecta, pero muy importante, que tienen las alteraciones de la estática raquídea cervical en la irrigación del ojo y vías nerviosas anexas, y cómo su adecuado trabajo mejoraba la visión.

> *La oncología*

*Algunos experimentos hechos en Francia han permitido dar un enfoque bioeléctrico al fenómeno de los tumores malignos (y no sólo bioquímico, que es el enfoque médico tradicional); así surgió, como propuesta terapéutica, la denominada "negativización eléctrica", en la cual el sujeto era sometido a un campo eléctrico negativo de baja intensidad durante períodos prolongados de tiempo, y esto originaba la recuperación y la involución de los fenómenos degenerativos, y no sólo del cáncer, sino de otras patologías, como la **arteriosclerosis**, o muchas enfermedades reumáticas .*

> *Psicología*

En psicología y psicosomática encontramos que ciertas técnicas pueden ser útiles para abordar este tipo de problemas. Así, tenemos toda una gama de ejercicios de relajación, toma de conciencia corporal, desarrollo de la coordinación y la destreza, e incluso técnicas de desbloqueo emocional y desinhibición corporal, que pueden ser sumamente útiles a pacientes de este campo.

> Otorrinolaringología

En otorrinolaringología se han desarrollado técnicas específicas para tratar alteraciones de la voz (afonía, ronquera, faringitis no infecciosa), como la técnica Alexander, por no hablar de las alteraciones del equilibrio y el vértigo, con las técnicas de reeducación vestibular; incluso existe electroterapia aplicable en estos casos mediante un electrodo especial.

Por último, la aplicación de la Fisioterapia en áreas como la Ergonomía y la Bioingeniería, donde los conocimientos biomecánicos y de los trastornos de la postura y movimiento en el ser humano hacen del fisioterapeuta un profesional imprescindible en dichos campos".[26]

En este pequeño subtema podemos apreciar que las aplicaciones de la fisioterapia cada vez abarcan más campos de las ciencias de la salud, debido a que los beneficios que brindan sus técnicas y métodos terapéuticos son realmente inigualables.

---

[26] ROGRIGO, Op. cit., Recuperado el 10 de septiembre de 2014 de
http://www.efisioterapia.net/articulos/especialidades-y-desarrollo-profesional-fisioterapia

CONCLUSIONES

La fisioterapia, se ha ganado la admiración y respeto de las personas por la gran labor humanista que hace, en especial, el cariño y agradecimiento de todas aquellas personas que posiblemente llegaron a su consultorio sin esperanzas y desanimados, que salieron de ahí, con gran esperanza y tiempo después, con una vida nueva.

Es por esto, que la fisioterapia tiene un papel fundamental en el mundo actual, ayudando y rehabilitando a la sociedad.

Fue dura la lucha y tardado su nacimiento, pero ahora que está ya formada y sólida, el tiempo está sirviendo para darle más experiencia.

Cada día se innovan y mejoran los tratamientos, los métodos terapéuticos y aumentan los beneficios que brinda la fisioterapia, es por esto, que debemos apoyar esta nueva carrera y fomentarla a crecer.

El papel de un fisioterapeuta es esencial en la vida de cualquiera de nosotros, ya que nunca sabemos cuándo tendremos que asistir a uno de ellos, por este motivo espero que la investigación plasmada aquí, nos sirva para conocer y quitar dudas acerca de esta profesión.

Puedo concluir que esta profesión es capaz de abarcar todos los aspectos y ámbitos en el cuerpo humano, el fisioterapeuta es una persona capacitada completamente, competente para aplicar cualquier método y técnica terapéutica, con juicio propio para decidir la mejor terapia para cada uno de sus pacientes, responsable y cuidadoso para con ellos.

BIBLIOGRAFÍA

❖ Gallego, T., (2007). *Bases teóricas y fundamentos de la fisioterapia.* España, Editorial Médica Panamericana

❖ Rodrigo J. (01 de junio 2002) Especialidades y desarrollo profesional en fisioterapia. Recuperado el 10 de septiembre de 2014 de http://www.efisioterapia.net/articulos/especialidades-y-desarrollo-profesional-fisioterapia

❖ Atkinson, K., y Coutts, F., y Hassenkamp, A. (2007) *Fisioterapia en ortopedia: un enfoque basado en la resolución de problemas.* 2da edición. España: Elsevier

❖ Walker, C. (2013). *Fisioterapia en obstetricia y uroginecología.* España: Elsevier

❖ García, E, y Calvo, J. (2003) *Fisioterapia deportiva: técnicas físicas.* España: Gymnos.

CITAS TEXTUALES

"Realmente, la fisioterapia se define exclusivamente por el tipo de agentes terapéuticos empleados, que son siempre de orden físico, y no por el territorio orgánico sobre el que actúa, que comprende la totalidad del organismo humano y las disfunciones que en él se pueden producir".

RODRIGO J. Especialidades y desarrollo profesional en fisioterapia. (01 de junio 2002) Recuperado el 10 de septiembre de 2014 de http://www.efisioterapia.net/articulos/especialidades-y-desarrollo-profesional-fisioterapia

"En las civilizaciones precolombinas existieron tantas medicinas como grupos culturales, aunque en todas ellas aparecen aplicaciones características de las medicinas primitivas, como la idea de que las enfermedades son la consecuencia de un castigo divino, por lo que la terapéutica una procedimientos físicos y mágicos".

GALLEGO, T., (2007). Bases teóricas y fundamentos de la fisioterapia. España: Editorial Médica Panamericana p. 5

"La medicina científica moderna tuvo su origen en la Grecia clásica de los siglos VI a V a.C".

GALLEGO, T., (2007). Bases teóricas y fundamentos de la fisioterapia. España: Editorial Médica Panamericana p. 6

"Roma compartía el territorio europeo con Grecia, pero se decía que La medicina practicada por los romanos se consideraba de nivel primitivo".

GALLEGO, T., (2007). Bases teóricas y fundamentos de la fisioterapia. España: Editorial Médica Panamericana p. 8

"La hidrología adquirió una posición relevante en la medicina griega, como muestra obra de Hipócrates De los Aires, Aguas y Lugares, donde se afirma que una de las primeras cosas que debe hacer un médico es considerar la clase y virtudes de las aguas de un lugar".

GALLEGO, T., (2007). Bases teóricas y fundamentos de la fisioterapia. España: Editorial Médica Panamericana p. 7

"El emperador Amarillo Huang – Ti [...] considera la salud y la enfermedad como un equilibrio entre el ying y el yang".

GALLEGO, T., (2007). Bases teóricas y fundamentos de la fisioterapia. España: Editorial Médica Panamericana p. 5

"Tzu Kuo shih, descubre una terapéutica compuesta por drogas minerales y vegetales en píldoras, cocción o infusión, aplicación de los agentes físicos, masaje y acupuntura"

GALLEGO, T., (2007). Bases teóricas y fundamentos de la fisioterapia. España: Editorial Médica Panamericana p. 5

"Gilbert y Carnot, en la biblioteca terapéutica, definieron por primera vez (en siglo XX) el término de FISIOTERAPIA, como LA RAMA DE LA TERAPÉUTICA QUE ESTUDIA Y APLICA LOS AGENTES FISICOS CON FINES EXCLUSIVMENTE TERAPÉUTICOS".

GALLEGO, T., (2007). Bases teóricas y fundamentos de la fisioterapia. España: Editorial Médica Panamericana p. 27

"Cabe destacar a John Menell, que promovió la participación de los fisioterapeutas, adecuadamente entrenados, en la aplicaciones de las manipulaciones articulares".

GALLEGO, T., (2007). Bases teóricas y fundamentos de la fisioterapia. España: Editorial Médica Panamericana p. 36

"En el siglo XIX, la utilización del agua como medio terapéutico se asienta definitivamente y, por primera vez, se desarrolla el concepto de HIDROTERAPIA como tal, es decir, el empleo tópico o externo del agua como acción mecánica o térmica".

GALLEGO, T., (2007). Bases teóricas y fundamentos de la fisioterapia. España: Editorial Médica Panamericana p. 25

"El poder terapéutico del agua no se limita a las propiedades de la misma por sí sola sino a que une a los efectos de la temperatura con los posibles efectos mecánicos de sus distintas aplicaciones".

GARCÍA, E, y Calvo, J. (2003) Fisioterapia deportiva: técnicas físicas. España:

Gymnos p. 149

"El empleo de la corriente eléctrica como agente terapéutico, cuya aplicación comenzó en el siglo XVII y se desarrolló en el XIX, llega a su máxima expansión en el XX, apoyado por el avance de la tecnología, la biotecnología y la electrofisiología".

GALLEGO, T., (2007). Bases teóricas y fundamentos de la fisioterapia. España:

Editorial Médica Panamericana p. 41

"Luigi Galvania y Alessandro Volta descubren la excitación de la contracción muscular mediante la electricidad".

GALLEGO, T., (2007). Bases teóricas y fundamentos de la fisioterapia. España:

Editorial Médica Panamericana p. 19

"La onda corta por su alta frecuencia, tiene la característica de atravesar toda clase de cuerpos, tanto conductores como no conductores".

GARCÍA, E, y Calvo, J. (2003) Fisioterapia deportiva: técnicas físicas. España:

Gymnos p. 29

"Al aplicar un objeto o elemento a baja temperatura sobre el cuerpo, lo que vamos a obtener en primer lugar es una respuesta de vasoconstricción refleja de los vasos sanguíneos superficiales de la zona en la que se ha realizado la aplicación".

GARCÍA, E, y Calvo, J. (2003) Fisioterapia deportiva: técnicas físicas. España:

Gymnos p. 49

"La principal indicación de la crioterapia es la disminución del dolor, debido a su efecto anestésico o de entumecimiento de la zona. Este efecto se cree que se produce porque, a una temperatura local cercana a los 7°C, bloquea la transmisión del dolor por las terminaciones libres, mientras que una temperatura cercana a los 12°C va a producir una analgesia superficial".

GARCÍA, E, y Calvo, J. (2003) Fisioterapia deportiva: técnicas físicas. España:

Gymnos p. 50

"Fue recomendada por Hipócrates en forma de baños de sol".

GALLEGO, T., (2007). Bases teóricas y fundamentos de la fisioterapia. España:

Editorial Médica Panamericana p. 7

"Antonio Poncet y Hulschinsky, trabajan sobre los efectos de los rayos ultravioleta. En este campo se empieza a trabajar con la amplificación de la luz mediante emisión estimulada de radiación".

GALLEGO, T., (2007). Bases teóricas y fundamentos de la fisioterapia. España:

Editorial Médica Panamericana p. 42

"La radiación ultravioleta afecta de forma muy distinta a las distintas zonas corporales. Lo más frecuente, es una mejora del estado general con aumento del tono organismo, disminuye la fatiga y es euforizante general".

GARCÍA, E, y Calvo, J. (2003) Fisioterapia deportiva: técnicas físicas. España:

Gymnos p. 26

"La aplicación de los ultrasonidos en Medicina, tuvo sus inicios hacia 1930 pero fue en 1995 cuando alcanza sus logros más significativos, al ser empleados en ginecología y obstetricia".

GARCÍA, E, y Calvo, J. (2003) Fisioterapia deportiva: técnicas físicas. España:

Gymnos p. 65

"Después de los trabajos de Wood y Lois sobre los efectos biológicos y la utilización terapéutica de los ultrasonidos, en 1939, con Pohlman, comienzan a generalizarse los tratamientos mediante ultrasonidos con fines esencialmente antiinflamantorios y analgésicos".

GALLEGO, T., (2007). Bases teóricas y fundamentos de la fisioterapia. España:

Editorial Médica Panamericana p. 42

"La aplicación de los imanes en búsqueda de un beneficio de nuestro cuerpo, no es una terapia tan nueva como podamos creer, el poder de los imanes se viene utilizando desde la antigüedad. Existen pruebas de que los griegos ya conocían el poder de los imanes en el siglo VIII d.C. [...] el pueblo chino en el siglo II d.C. ya

describe el poder curativo de los imanes ante el reumatismo y la inflamación articular".

GARCÍA, E, y Calvo, J. (2003) Fisioterapia deportiva: técnicas físicas. España: Gymnos p. 128

"Jacobson propuso que la liberación de la tensión en la musculatura esquelética tenía el efecto de calmar la mente, el sistema neuromuscular fue considerado como un mediador en el alivio del estrés y de la ansiedad".

GALLEGO, T., (2007). Bases teóricas y fundamentos de la fisioterapia. España: Editorial Médica Panamericana p. 42

"La ortopedia es un área muy amplia y compleja del tratamiento del paciente engloba trastornos por traumatismo y enfermedad que se presentan en diferentes grupos de pacientes".

ATKINSON, K., y Coutts, F., y Hassenkamp, A. (2007) Fisioterapia en ortopedia: un enfoque basado en la resolución de problemas. 2da edición. España: Elsevier p. ix

"La fisioterapia obstétrica, a través de la reeducación abdominopélvica, trata de favorecer la reversión de las modificaciones que afectan a los músculos de la zona pélvica y predisponen a la aparición de problemas funcionales, como la incontinencia urinaria, los prolapsos o las disfunciones anorrectales".

WALKER, C. (2013). Fisioterapia en obstetricia y uroginecología. España: Elsevier p. 153

"La oftalmología y la optometría.

El método de Fisioterapia Oftalmológica, desde principios de este siglo, existe un método de trabajo en el tratamiento de las alteraciones visuales que fue desarrollado por el oftalmólogo neoyorkino Dr. William Bates a partir de los conocimientos empíricos de los indios de las praderas americanas, que usaban estas técnicas para mejorar su agudeza visual. El mérito del Dr. Bates consistió en dotar de base científica a estas técnicas y sistematizar su uso. Así, demostró que el ojo tiene un componente anatómico y funcional muscular muy importante; también demostró que el fenómeno de acomodación o enfoque no era sólo responsabilidad de la musculatura ciliar (que bordea el cristalino, variando su radio de curvatura o potencia óptica según se contraiga o se relaje), sino que la musculatura periocular también era responsable de la acomodación, además de realizar los movimientos del ojo. De igual forma demostró la influencia indirecta, pero muy importante, que tienen las alteraciones de la estática raquídea cervical en la irrigación del ojo y vías nerviosas anexas, y cómo su adecuado trabajo mejoraba la visión.

La oncología

Algunos experimentos hechos en Francia han permitido dar un enfoque bioeléctrico al fenómeno de los tumores malignos (y no sólo bioquímico, que es el enfoque médico tradicional); así surgió, como propuesta terapéutica, la denominada "negativización eléctrica", en la cual el sujeto era sometido a un campo eléctrico negativo de baja intensidad durante períodos prolongados de tiempo, y esto originaba la recuperación y la involución de los fenómenos degenerativos, y no sólo del cáncer, sino de otras patologías, como la arteriosclerosis, o muchas enfermedades reumáticas .

Psicología

En psicología y psicosomática encontramos que ciertas técnicas pueden ser útiles para abordar este tipo de problemas. Así, tenemos toda una gama de ejercicios de relajación, toma de conciencia corporal, desarrollo de la coordinación y la destreza, e incluso técnicas de desbloqueo emocional y desinhibición corporal, que pueden ser sumamente útiles a pacientes de este campo.

Otorrinolaringología

En otorrinolaringología se han desarrollado técnicas específicas para tratar alteraciones de la voz (afonía, ronquera, faringitis no infecciosa), como la técnica Alexander, por no hablar de las alteraciones del equilibrio y el vértigo, con las técnicas de reeducación vestibular; incluso existe electroterapia aplicable en estos casos mediante un electrodo especial.

Por último, la aplicación de la Fisioterapia en áreas como la Ergonomía y la Bioingeniería, donde los conocimientos biomecánicos y de los trastornos de la postura y movimiento en el ser humano hacen del fisioterapeuta un profesional imprescindible en dichos campos".

RODRIGO J. (01 de junio 2002) Especialidades y desarrollo profesional en fisioterapia. Recuperado el 10 de septiembre de 2014 de http://www.efisioterapia.net/articulos/especialidades-y-desarrollo-profesional-fisioterapia

GLOSARIO

ARTERIOESCLEROSIS. Afección en la cual la placa se deposita a lo largo de las paredes de las arterias. Placa es una sustancia pegajosa compuesta de grasa, colesterol calcio y otras sustancias que se encuentran en la sangre. Con el tiempo, esta placa se endurece y angosta las arterias. Eso limita el flujo de sangre rica en oxígeno y puede llevar a problemas graves.

ARTOPLASTIA.
Operación de una articulación con objeto de devolver su motilidad y su función.

TENDINITIS. Inflamación, irritación e hinchazón de un tendón, la estructura fibrosa que une el músculo con el hueso.

OSTEOPATIA. Enfoque asistencial diferente, el cual, a partir de un sistema de diagnóstico y tratamiento específico, pone especial atención en la estructura del individuo y en los problemas mecánicos que en la misma pueden aparecer.

PROLAPSO. Caída o desprendimiento de un órgano o parte de éste, debido a una relajación de sus medios de fijación.